Sistema Immunitario In italiano/ Immune System In Italian:

Potenziare il Sistema Immunitario, Guarire l'Intestino e Purificare il Corpo in Modo Naturale

Indice

Introduzione 5

Capitolo 1: Il Sistema Immunitario e l'Intestino: Cosa 8

Capitolo 2: I Benefici di un Intestino Sano Combinato 16

Capitolo 3: Le Cause dei Problemi del Sistema Immunitario 20

Capitolo 4: Bilancio della Salute Intestinale e del 24

Capitolo 5: Migliorare il Sitema Immunitario e Ottenere 30

Capitolo 6: Guarire il Vostro Intestino con Diete Sane 37

Capitolo 7: Alimenti Che Stimolano Naturalmente Il 41

Capitolo 8: Pianificare i Pasti per Ripristinare la Vostra 46

Capitolo 9: Modi Sani per Recuperare dal Disturbo 52

Capitolo 10: Abitudini Alimentari e Cibi da Evitare 56

Capitolo 11: Approcci per Seguire il Vostro Successo 62

Conclusione 67

© Copyright 2018 di Charlie Mason - tutti i diritti riservati.

Il seguente e-book è riprodotto di seguito con l'obiettivo di fornire informazioni il più accurate e affidabili possibile. Indipendentemente da ciò, l'acquisto di questo e-book può essere visto come consenso al fatto che sia l'editore che l'autore di questo libro non sono in alcun modo esperti sugli argomenti discussi all'interno e che eventuali raccomandazioni o suggerimenti che sono fatti qui sono solo per scopi di intrattenimento. I professionisti dovrebbero essere consultati se necessario prima di intraprendere una qualsiasi delle azioni approvate nel presente documento.

Questa dichiarazione è considerata equa e valida sia dall'American Bar Association che dal Committee of Publishers Association ed è legalmente vincolante in tutti gli Stati Uniti.

Inoltre, la trasmissione, la duplicazione o la riproduzione di uno qualsiasi dei seguenti lavori, incluse informazioni specifiche, sarà considerata un atto illegale indipendentemente dal fatto che sia fatto elettronicamente o in stampa. Ciò si estende alla creazione di una copia secondaria o terziaria dell'opera o di una copia registrata ed è consentito solo con un esplicito consenso scritto da parte dell'Editore. Tutti i diritti aggiuntivi riservati.

Le informazioni nelle pagine seguenti sono ampiamente considerate come un resoconto veritiero e accurato dei fatti. Pertanto, qualsiasi disattenzione, uso o abuso delle informazioni in questione da parte del lettore renderà le azioni risultanti esclusivamente sotto la loro competenza. Non ci sono scenari in cui l'editore o l'autore originale di questo lavoro può essere in alcun modo ritenuto responsabile per eventuali disagi o danni che possono accadere loro dopo aver intrapreso le informazioni qui descritte.

Inoltre, le informazioni nelle pagine seguenti sono intese solo a scopo informativo e dovrebbero quindi essere considerate universali. Come si addice alla sua natura, è presentato senza garanzia per quanto riguarda la sua validità prolungata o la qualità provvisoria. I marchi citati sono fatti senza il consenso scritto e non possono in alcun modo essere considerati un'approvazione da parte del Titolare del marchio.

Introduzione

Congratulazioni per aver scaricato *Sistema Immunitario: Potenziare il sistema immunitario, guarire il tuo intestino, e pulire il vostro corpo naturalmente*, e grazie per averlo fatto. A causa del crescente numero di problemi di salute che colpiscono le persone in tutto il mondo e del significativo aumento delle malattie infiammatorie autoimmuni, la comprensione del funzionamento del sistema immunitario è diventata vitale. Malattie autoimmuni e problemi digestivi sono più comuni oggi che mai. Avere un sistema immunitario debole può portare a una grande varietà di problemi di salute, che vanno dalle reazioni allergiche ai disturbi autoimmuni. Il nostro sistema immunitario e, a sua volta, il suo buon funzionamento è fortemente influenzato da ciò che mettiamo nel nostro corpo. È necessario mangiare un'ampia varietà di cibi sani per far sì che le nostre budella siano sane e funzionino come dovrebbero. Avere un sistema immunitario difensivo che funziona in modo ottimale, combinato con un intestino sano, può aumentare notevolmente la salute e il benessere generale. Dopo aver letto questo libro, capirete meglio come funziona il vostro sistema immunitario e digestivo e saprete cosa potete fare per migliorarli entrambi, compreso come eliminare le allergie e le sensibilità alimentari, ridurre il gonfiore dello stomaco, ripristinare i batteri buoni e guarire un intestino che perde.

Molti fattori della vita di oggi - come gli alti livelli di stress, il sonno troppo scarso, il consumo di alimenti trasformati e l'assunzione di antibiotici - possono danneggiare il nostro intestino microbiota. Se il microbiota del nostro intestino è sbilanciato, colpisce altre parti del nostro corpo, compreso il sistema immunitario, il cervello, il cuore, il peso, i livelli ormonali e la capacità di assorbire i nutrienti. Lo scopo di questo libro è quello di aiutare i lettori a capire l'importante legame tra il sistema immunitario e la salute dell'intestino. È per i lettori che vogliono guarire il loro microbiota intestinale e imparare a purificare i loro corpi in modo naturale.

Il primo capitolo del libro spiegherà cosa sono il sistema immunitario e l'intestino e come questi due sono influenzati l'uno dall'altro. È essenziale capire questa relazione prima di approfondire qualsiasi altra parte del libro. Il secondo capitolo parla della vasta gamma di benefici per la salute ricevuti dall'avere un sistema immunitario difensivo insieme a un intestino sano. Questi benefici vanno da un aumento dei livelli di energia, meno stress, essendo in grado di combattere più facilmente il comune raffreddore, per ridurre il rischio di alcuni tumori. Il terzo capitolo spiega i motivi per cui alcune persone possono avere problemi associati al loro sistema immunitario. Che cosa può essere una sorpresa per alcuni è che molti problemi del sistema immunitario e le preoccupazioni possono essere controllati da ciò che gli alimenti si decide di mettere nel vostro corpo. Nel capitolo quattro, vi saranno fornite delle liste di controllo che vi aiuteranno a determinare se potreste avere o meno problemi di salute intestinale e del sistema immunitario. Prima di impostare qualsiasi obiettivo o iniziare il vostro viaggio verso il recupero, è necessario prendere un inventario del proprio sistema immunitario e intestino, ascoltare il vostro corpo, e prendere appunti.

I capitoli da cinque a otto si concentrano su ciò che potete fare per migliorare il vostro sistema immunitario e la salute dell'intestino. Il quinto capitolo fornisce una sintesi delle strategie di base che puoi utilizzare per iniziare a potenziare il tuo sistema immunitario e migliorare il vostro microbiota intestinale. Nel capitolo sei, imparerete a conoscere le sane abitudini alimentari che possono essere incorporate nella vostra vita quotidiana per una migliore salute intestinale, dagli alimenti che dovreste mangiare alle importanti scelte di stile di vita. Il capitolo sette si concentra in particolare sugli alimenti che possono potenziare il sistema immunitario in modo naturale: questi alimenti dovrebbero entrare immediatamente nella vostra lista della spesa. Nel capitolo otto, potete trovare informazioni specifiche sulla pianificazione dei pasti, che vi aiuteranno a iniziare il cammino verso il ripristino della vostra salute. In questo capitolo, vi sarà anche dato un esempio di un piano di pasto di sette giorni per avere idee per una sana e divertente pianificazione dei pasti.

Il capitolo nove fornisce un'introduzione ai disturbi metabolici e discute i consigli per la salute su come riprendersi da alcuni disturbi non ereditari, in particolare la sindrome metabolica, nota anche come sindrome X. Nel capitolo dieci, si imparano alcune abitudini alimentari che dovrebbero essere evitate quando si mira a migliorare il sistema immunitario e la salute dell'intestino, compresi gli alimenti specifici che non si dovrebbero mangiare. Se volete seriamente ripristinare il vostro intestino e rafforzare il vostro sistema immunitario, questi alimenti devono essere immediatamente rimossi dagli armadietti e dal frigorifero. Infine, il capitolo undici vi fornirà un elenco di cose da cercare che vi aiuterà a determinare se il vostro duro lavoro per il restauro dell'intestino ha avuto successo. Dopo tutto, dovete sapere che ne è valsa la pena.

Ci sono molti libri su questo argomento sul mercato, grazie ancora una volta per aver scelto questo! È stato fatto ogni sforzo per garantire che sia pieno di quante più informazioni utili possibili. Buon divertimento!

Capitolo 1: Il Sistema Immunitario e l'Intestino: Cosa Sono e Come Interagiscono

Una profonda comprensione del sistema immunitario e dell'intestino è essenziale. Questo capitolo definirà ed esaminerà questi due sistemi in dettaglio. Inoltre, in questo capitolo, avrete l'opportunità di scoprire come interagiscono.

Il Sistema Immunitario

Il nostro sistema immunitario è fondamentale per la sopravvivenza umana. Senza un sistema immunitario, parassiti, batteri e virus sarebbero liberi di attaccare il nostro corpo. Il nostro sistema immunitario svolge un ruolo significativo nel mantenerci sani. Diffusa in tutto il corpo, questa struttura complessa è composta da una combinazione di cellule, organi, proteine e tessuti che lavorano mano nella mano per difendere il nostro corpo dai germi e da altri invasori. Quando funziona correttamente, il sistema immunitario attacca naturalmente le sostanze che formano la malattia che entrano nel corpo.

Tra le cellule che compongono questa vasta rete, i globuli bianchi svolgono un ruolo particolarmente importante. I globuli bianchi sono immagazzinati negli organi linfoidi. I seguenti organi sono inclusi in questo gruppo:

- Linfonodi - queste piccole ghiandole sono in tutto il corpo e sono collegate da vasi linfatici.
- Timo-situato appena sotto il collo, questa ghiandola è tra i polmoni.
- Midollo osseo-al centro delle ossa, questo produce globuli rossi.

- Milza-questo organo filtra il sangue e può essere trovato nella parte superiore sinistra dell'addome.

I globuli bianchi sono disponibili in due tipi fondamentali: fagociti, che distruggono gli organismi che invadono il corpo; e linfociti, che aiutano il corpo a ricordare organismi invasivi che sono precedentemente entrati nel corpo, aiutando così nella loro distruzione. I linfociti vengono creati nel midollo osseo e rimangono lì (maturando nelle cellule B) o si dirigono verso la ghiandola del timo (maturando nelle cellule T). Ogni cellula B produce un anticorpo specifico. Ad esempio, una cellula potrebbe produrre un anticorpo che riconosce il virus del raffreddore comune, mentre un'altra produce un anticorpo contro i batteri che in genere causano la polmonite.

Un ruolo cruciale del sistema immunitario è la capacità di riconoscere il nostro tessuto da tessuti estranei. Può farlo scoprendo proteine che si trovano sulle superfici cellulari. Il nostro sistema immunitario impara a ignorare le proprie proteine nella fase iniziale. È un'altra storia, tuttavia, quando sostanze estranee entrano nel corpo. Quando questi stranieri (chiamati antigeni) entrano nel corpo, diversi tipi di cellule lavorano insieme, riconoscendo e rispondendo a loro. Il risultato sono proteine uniche, chiamate anticorpi, che si attaccano a antigeni specifici. Abbreviazione di generatore di anticorpi, gli antigeni sono qualsiasi sostanza che può innescare una risposta dal sistema immunitario. In molti casi, sono tossine, funghi, virus e batteri—ma oltre a questi, può anche essere una delle tue cellule che è morta o malfunzionante. Sebbene gli anticorpi siano potenti nel notare quali antigeni bloccare, hanno ancora bisogno di aiuto per distruggerli. Qui è dove le cellule T sono disponibili in, alcuni dei quali sono chiamati " cellule killer." Quando gli anticorpi individuano determinati antigeni invasivi, le cellule T aumentano per distruggerle mentre ricordano ad altre cellule di fare il loro lavoro. Gli anticorpi servono anche ad altri scopi, come l'attivazione di alcune proteine che aiutano a uccidere cellule infette, batteri e virus. Questo specifico insieme di proteine fa anche parte del sistema immunitario ed è chiamato complemento. Gli anticorpi rimangono nei nostri corpi per fornire difesa per l'inevitabile momento in cui il nostro sistema immunitario entra in contatto con quell'antigene di nuovo. Un buon esempio qui sarebbe la varicella. Di solito, dopo averlo avuto una volta, è improbabile che ne soffriamo di nuovo, poiché i nostri corpi conservano una copia dell'anticorpo della varicella, innescato e in attesa di distruggere la varicella quando e se arriva di nuovo. Questa protezione è chiamata immunità.

Sebbene il sistema immunitario di tutti sia diverso, generalmente diventa più forte man mano che invecchiamo. Questo perché invecchiando, siamo esposti a più agenti patogeni (qualsiasi organismo che produce malattie) e, a sua volta, abbiamo sviluppato un'immunità più forte. Avrete notato che i bambini sembrano ammalarsi più spesso degli adolescenti e degli adulti - questo perché, essendo più giovani, sono stati esposti a meno agenti patogeni. Tra i tre diversi tipi di immunità negli esseri umani, ci sono innati (nati con), adattivi (acquisiti per tutta la vita) e passivi (presi in prestito da altre fonti).

- Immunità innata - tutti gli esseri umani nascono con un certo livello di immunità verso gli invasori stranieri. La barriera esterna dei nostri corpi, compresa la nostra pelle e le mucose dell'intestino e della gola, forniscono naturalmente la nostra prima linea di difesa contro gli agenti patogeni.

- Immunità adattativa - questa è la compilazione di diversi anticorpi che acquisiamo attraverso la vita che sviluppiamo per proteggerci dai patogeni che incontriamo. Il nostro sistema immunitario ricorda quando siamo esposti a determinate malattie o siamo vaccinati.

- Immunità passiva - questa immunità, che è presa in prestito da un'altra fonte, dura solo per un breve periodo di tempo. Un esempio di questo è un bambino che riceve anticorpi dalla madre attraverso il suo latte materno. Questa immunità temporanea può proteggere il bambino da alcune infezioni nelle prime fasi della vita.

Dopo il sistema nervoso, il vostro sistema immunitario è il più complesso del corpo. Abbiamo toccato le varie cellule, organi e tessuti che lo compongono, tra cui la pelle, il midollo osseo, la milza, i linfonodi e le mucose. Tutti questi aiutano a memorizzare o creare cellule che lavorano costantemente per mantenere sano tutto il corpo. Un altro fattore molto importante coinvolto nella salute del sistema immunitario è il sistema digestivo. Tutto ciò che mettete nel vostro corpo viene digerito attraverso il tratto gastrointestinale, noto anche come intestino.

L'Intestino: Il Tratto Gastrointestinale

Quando si sente la parola " intestino ", si può pensare subito al proprio stomaco o alla pancia, ma nel mondo della salute, assume un significato più complesso. L'intestino si riferisce al tratto gastrointestinale, che riguarda un lungo tubo che parte dalla bocca al passaggio posteriore del corpo (ano). Mentre mangiamo, il cibo passa prima attraverso l'esofago, poi nello stomaco, seguito dall'intestino tenue. L'intestino tenue può essere diviso in tre parti: il duodeno, il digiuno e l'ileo. Il primo è il duodeno, che è direttamente collegato allo stomaco. Arricciandosi intorno al pancreas, è un tubo a forma di C. Le altre due parti, digiuno e ileo, giacevano ferite all'addome centrale. È in questa parte del corpo che tutto ciò che si mangia viene assimilato e poi assorbito in seguito nel flusso sanguigno.

Accanto all'ileo si trova l'ultima parte dell'intestino tenue, che in seguito è la parte più importante dell'intestino crasso. L'intestino cieco viene poi trincerato nell'appendice. Da qui, l'intestino crasso prende una svolta verso l'alto e assume un nuovo nome, il colon ascendente. Quindi, l'intestino prende un'altra svolta e attraversa il corpo ed è ora noto come colon trasverso. Successivamente, ci vuole un altro giro verso il basso, e questa parte è chiamata colon discendente. La porzione finale del colon, il colon sigmoideo, dirige verso il retto, che funge da deposito temporaneo per le feci fino a quando non vengono espulse attraverso l'ano.

Ora che hai un'immagine migliore di come esattamente il cibo passa attraverso il tratto gastrointestinale, possiamo concentrarci su ciò che il tratto nel suo complesso effettivamente fa e come funziona. In poche parole, l'intestino elabora il cibo, dal momento in cui viene mangiato fino a quando non viene svenuto come feci o assorbito dal corpo. Il processo digestivo inizia in bocca. In bocca, ci sono ghiandole salivari che rilasciano la saliva. Le sostanze chimiche nella saliva, che sono chiamate enzimi, lavorano con i denti per abbattere il cibo. Ci sono anche sostanze chimiche speciali nella saliva che impediscono ai batteri di causare infezioni. Ora, per spostare il cibo fuori dalla bocca, devi deglutire-e mentre i muscoli si contraggono, il cibo viene spinto verso il basso attraverso l'esofago. La lingua è un muscolo molto forte che aiuta a spingere il cibo verso la parte posteriore della gola. Dopo aver attraversato l'esofago, il cibo raggiunge lo stomaco e le sostanze chimiche prodotte dalle cellule qui iniziano la digestione.

Inserito dall'esofago e dalla prima parte dell'intestino tenue, lo stomaco è un organo a forma di J, che ha le dimensioni di una grande salsiccia quando è vuoto. Il ruolo primario dello stomaco è quello di aiutare ad assimilare il cibo, mentre l'altra priorità assoluta è quella di conservare il cibo fino a quando non è pronto per essere ricevuto dal tratto gastrointestinale (intestino). Siete in grado di mangiare cibo e di riempire lo stomaco a un ritmo molto più elevato rispetto a come il vostro intestino è in grado di elaborarlo. All'inizio di questo processo, il cibo viene suddiviso in parti di base, e solo allora può essere consumato dalle pareti dell'intestino, nel flusso sanguigno e quindi consegnato intorno al corpo. Alcuni liquidi e alimenti sono consumati dal rivestimento dello stomaco, anche se la maggior parte di essi sono presi dall'intestino tenue. I muscoli nelle pareti dell'intestino lavorano per mescolare il cibo con gli enzimi prodotti dal corpo. Questi muscoli stanno anche lavorando duramente per trasportare il cibo verso la fine del tratto intestinale. Cibo indigesto, insieme a sostanze di scarto e germi, sono tutti passati fuori dal sistema come feci.

Il processo di digestione del cibo è gestito dal cervello, dal sistema nervoso e anche da vari ormoni rilasciati dall'intestino. Prima ancora di dare il primo morso, il cervello invia segnali attraverso i nervi allo stomaco. Lo stomaco reagisce rilasciando succhi gastrici (liquido che si trova nello stomaco, composto da enzimi, acidi e ormoni rilasciati dalle ghiandole situate negli strati interni della parete dello stomaco) che si preparano per l'arrivo del cibo. Quando il cibo raggiunge lo stomaco, le cellule recettoriali speciali notano cambiamenti e quindi inviano i propri nuovi segnali.

Mentre il cibo lascia lo stomaco, si dirige verso l'intestino tenue. Le ghiandole e le cellule che rivestono l'intestino tenue producono anche il proprio succo intestinale, che aiuta nella digestione—e come lo stomaco, mentre le pareti si contraggono, il cibo viene mescolato con questi succhi per effettuare una transizione graduale verso la parte successiva del tratto, l'intestino crasso. Questo intestino, indicato come il colon, assorbe principalmente acqua ed è più ampio dell'intestino tenue. I batteri trovati nell'intestino crasso aiutano nelle fasi finali della digestione e i movimenti muscolari qui spostano le feci verso il retto. Quando le feci sono esistenti nel retto, le sue pareti si allungano o si allargano, attivando nuovamente cellule recettoriali speciali. I nervi servono poi come mezzo di trasporto per i segnali dai recettori al midollo spinale, che successivamente risponde inviando le sinapsi ai muscoli del retto, aumentando così la pressione del passaggio posteriore, ed è così che si sa che è necessario andare in bagno.

Interazione Sistema Immunitario-Intestino

Ora che avete una migliore comprensione delle funzioni del vostro sistema immunitario e digestivo, sarà più facile capire come l'uno influisce sull'altro. Anche se molti di noi non la pensano così, il tuo intestino è una barricata davvero importante tra il tuo corpo e tutti gli agenti patogeni del mondo esterno. Questo perché circa il 70% delle cellule e dei tessuti che compongono il sistema immunitario sono alloggiati nell'intestino. Questo rende il vostro intestino un giocatore enorme nel sistema immunitario. Il sistema immunitario fornisce una difesa tra voi e tutti i pericolosi batteri là fuori che potrebbe capitare di inghiottire. Per questo motivo non sempre ci si ammala per aver ingerito alcuni batteri nel cibo, ad esempio quando si cucina dopo aver toccato qualcosa di sporco. Il sistema immunitario è la connessione principale tra i nostri batteri intestinali e il modo in cui questi batteri influenzano la nostra salute e la possibilità di malattie. I batteri vivono in tutto il corpo, ma soprattutto vivono nell'intestino. Questi batteri, insieme a funghi e virus, esistono in miscele uniche che abitano varie parti del corpo. Il singolo ammasso da una regione specifica del corpo è conosciuto come microbiota. In questo caso, ci occupiamo del microbiota intestinale, noto anche come " flora intestinale." Avere un intestino sano dipende da un microbiota intestinale sano. Le combinazioni di questo microbiota differente insieme formano il vostro microbiome.

Come accennato in precedenza, una grande parte del sistema immunitario è nel tratto gastrointestinale—quindi, c'è molta interazione tra i batteri nell'intestino e il sistema immunitario del corpo. Ad esempio, molte cellule del rivestimento intestinale dedicano la loro vita a rilasciare grandi quantità di anticorpi nell'intestino, insegnando al sistema immunitario come comportarsi. I batteri nell'intestino aiutano anche a mantenere un sistema immunitario equilibrato. Avere una flora intestinale diversificata insegna alle cellule del sistema immunitario che non tutto ciò con cui viene a contatto è necessariamente negativo. Questo riconoscimento si sviluppa per tutta la vita, poiché il nostro intestino è costantemente esposto a cose nuove attraverso il cibo e ciò che incontriamo nel nostro ambiente. A causa del fatto che l'equilibrio del nostro microbiota intestinale influenza il nostro equilibrio del sistema immunitario, una flora intestinale squilibrata può spostare il sistema immunitario in uno stato infiammatorio, noto come "intestino che perde."

Capitolo 2: I Benefici di un Intestino Sano Combinato con un Sistema Immunitario Forte

A nessuno piace ammalarsi. Ci chiediamo: come evitare l'ultimo " virus " che si sta diffondendo? Come possiamo fare in modo che ogni membro della nostra famiglia non rimanga a letto e non si senta giù? La risposta: un sistema immunitario sano. Come abbiamo imparato nel primo capitolo, un intestino sano promuove un sistema immunitario sano. Poiché il vostro sistema immunitario è il sistema di difesa naturale del vostro corpo, è vitale per la vostra salute che vi assicuriate che funzioni correttamente. I batteri nell'intestino supportano il sistema immunitario in diversi modi. Avere un forte sistema immunitario ci permette di combattere rapidamente l'infezione. Il comune raffreddore non dovrebbe durare più di una settimana o giù di lì, ma per una persona non sana con un meccanismo di difesa naturale a rischio, può rimanere in giro molto più a lungo - o sette volte tornare più volte. La capacità di combattere rapidamente l'infezione non è l'unico vantaggio di un sistema immunitario forte - una combinazione di budello sano. Altri benefici includono l'aumento dei livelli di energia, il miglioramento della salute mentale, il miglioramento dei livelli di colesterolo, la regolazione dei livelli ormonali, un minore aumento di peso, una vita più lunga e un miglioramento della salute generale e del benessere generale.

Livelli di Energia Potenziati

Tutti vorremmo avere più energia, giusto? Spesso si potrebbe dire a te stesso, " se solo avessi l'energia...ma sono così stanco!" Un buon modo per iniziare ad aumentare i vostri livelli di energia è mangiare cibi sani e nutrienti, ma senza un intestino sano, il vostro corpo non può assorbire facilmente le sostanze nutritive dai cibi che assumete. Se si mantiene un intestino sano, il corpo può assorbire più nutrienti, a sua volta aumentando i livelli di energia.

Miglioramento Della Salute Mentale

I ricercatori hanno scoperto che il ripristino di un intestino non sano può portare a un miglioramento della salute mentale. C'è sicuramente una connessione tra il vostro intestino e il vostro umore. Se avete mai usato la frase "farfalle nel mio stomaco", allora avete dimostrato che questo è vero. All'interno dei nostri corpi abbiamo effettivamente un cosiddetto secondo cervello, chiamato sistema nervoso enterico (ENS). Questo sistema regola e controlla il nostro tratto intestinale e rileva le minacce provenienti dall'ambiente. L'ENS invia informazioni al cervello attraverso il nervo vago, che collega un certo numero di organi con il cervello. Circa il 90% dei segnali che passano lungo questo nervo viaggiano dall'intestino al cervello. Questo è il motivo per cui non dovrebbe sorprendere che più della metà di coloro che soffrono di sindrome dell'intestino irritabile (IBS) soffrono anche di disturbi dell'umore, e un trattamento farmaceutico comune dato per questa sindrome è antidepressivi. A sua volta, è stato recentemente scoperto che i disturbi dell'umore possono anche essere trattati dal basso verso l'alto, per così dire. In altre parole, condizioni come depressione, ansia e disturbi del sonno possono essere efficacemente trattate ripristinando i batteri buoni nell'intestino. Molti dei problemi psicologici che stiamo vivendo oggi possono essere attribuiti a ciò che mettiamo nei nostri corpi e come questo influenza la flora intestinale. La nostra salute può soffrire quando qualcosa interferisce con la comunicazione tra il nostro intestino e il nostro cervello.

Migliori Livelli Di Colesterolo

I buoni batteri intestinali possono anche migliorare i livelli di colesterolo. Gran parte del colesterolo prodotto dal fegato viene convertito in acidi biliari. Questi sono immagazzinati nella cistifellea e poi sono usati per aiutare nella digestione dei grassi. Questi acidi finiscono poi nel colon, e qui vengono distrutti o lasciano il corpo attraverso i movimenti intestinali. Quelli di noi che non mangiano abbastanza fibre hanno spesso una maggiore quantità di flora che causa malattie nel loro intestino, portando ad un accumulo di colesterolo nel sangue. Questo fa sì che il livello di colesterolo a salire. Inoltre, meno colesterolo è in grado di raggiungere il colon dove può quindi essere lasciato fuori dal corpo. Questo può essere molto pericoloso, poiché i movimenti intestinali sono il modo principale del corpo per sbarazzarsi del colesterolo indesiderato. È essenziale mangiare una dieta ricca di fibre, in quanto ciò consente al corpo di sbarazzarsi di colesterolo più indesiderato.

Livelli Ormonali Regolati

Avere un forte sistema immunitario e un microbiota intestinale sano può anche regolare i livelli ormonali. Di solito, fino al 60% degli estrogeni circolanti nel sangue viene prelevato dal fegato e quindi scaricato essenzialmente nella cistifellea. Viene quindi rilasciato, con la bile, nell'intestino per l'escrezione. Nel tratto gastrointestinale, i nostri buoni batteri intestinali producono un enzima che riattiva l'estrogeno in modo che possa essere riassorbito dal corpo. Quando la nostra flora intestinale non è in equilibrio, l'estrogeno non viene riassorbito né riattivato e invece si perde nelle feci. Quando le donne hanno bassi livelli di estrogeni, hanno un rischio più elevato di osteoporosi, ritenzione idrica, gravi crampi mestruali, sindrome premestruale, flusso pesante ed emicrania. Un processo simile avviene con altri ormoni, così come la vitamina B12, la vitamina D, il colesterolo, l'acido folico e gli acidi biliari.

Previene L'Aumento Di Peso Malsano

Un intestino sano previene il guadagno di peso (o grasso) malsano. Ripristinare i batteri buoni nell'intestino impedisce l'eccesso di cibo, che porta ad aumentare di peso. Ci sono molte ricerche che collegano direttamente il nostro peso con la salute, inclusa la quantità e il tipo, della nostra flora intestinale. Quando si trasporta il peso supplementare, si faccia un rischio molto superiore alla media di sviluppare molti problemi di salute. Queste condizioni includono le principali cause di morte della nazione, come alcuni tumori, malattie cardiache, ictus e diabete. Va anche notato che portare in giro il peso extra può anche portare alla depressione.

Durata Della Vita Più Lunga

La combinazione sana sistema immunitario-intestino sano contribuisce anche a una vita più lunga. Quando abbiamo una flora batterica più diversificata, diventa più efficace e, a sua volta, la nostra salute generale tende ad essere migliore. Per avere batteri più diversi, è necessario avere una dieta varia. Questa è la chiave per mantenere una flora intestinale sana e, a lungo termine, forza e vitalità.

Capitolo 3: Le Cause dei Problemi del Sistema Immunitario

Molte persone hanno problemi legati alla salute del loro sistema immunitario e dell'intestino. Negli ultimi 100 anni, la nostra dieta è cambiata radicalmente a causa dell'industrializzazione della nostra offerta alimentare. Questa dieta moderna composta da alimenti altamente trasformati, ricchi di grassi, ricchi di zuccheri e a basso contenuto di fibre ha notevolmente alterato i batteri nel nostro intestino. Generazioni fa, questi tipi di alimenti non erano così facilmente disponibili come lo sono oggi, se non del tutto.

La Dieta Moderna

Il cibo che decidiamo di mettere nei nostri corpi alimenta le nostre cellule di grasso e determina anche che tipo di giardino, o flora, stiamo crescendo nel nostro interno. Il giardino personale all'interno del nostro intestino è pieno di insetti che decidono più del vostro benessere mentale ed emotivo di quanto possiate immaginare. In parole povere, se i vostri batteri intestinali sono malati, lo siete anche voi. I vostri batteri intestinali prosperano su ciò che li nutrite, quindi manteneteli in salute! Potreste non correlare i problemi digestivi con le allergie, i disturbi dell'umore, l'artrite e alcune malattie autoimmuni tra cui la sindrome dell'intestino irritabile e la stanchezza cronica, tuttavia molti disturbi che non sembrano essere correlati sono in realtà causati da problemi nel vostro giardino intestinale. Quando ci sono troppi batteri intestinali cattivi presenti, o non abbastanza buoni, sorgono problemi che possono influire seriamente sulla salute e sul peso. Gli studi hanno anche dimostrato che le persone che soffrono di obesità e hanno livelli più bassi di batteri sani nell'intestino continuano a guadagnare più peso nel tempo.

Ci sono molte ragioni per cui il sistema digestivo può essere fuori equilibrio, portando ad un sistema immunitario indebolito, e una dieta malsana è il più grande colpevole. Una dieta a basso contenuto di sostanze nutritive può danneggiare il nostro giardino interno, in quanto promuove la crescita del cattivo tipo di batteri.

Stress

Lo stress è un altro fattore che contribuisce a un sistema digestivo squilibrato. Lo stress cronico può alterare il sistema nervoso nell'intestino, causando perdite, mentre cambia i suoi batteri normali. Altri elementi che possono sbilanciare il sistema digestivo includono l'uso eccessivo di farmaci (compresi antinfiammatori e antibiotici), enzimi digestivi inadeguati, un sovraccarico di tossine e infezioni. La vitalità complessiva del sistema immunitario dipende fortemente dal livello di stress della persona, dalla stabilità emotiva, dallo stato nutrizionale, dalle pratiche dietetiche e dallo stile di vita.

Genetica

Alcune persone hanno ereditato geni specifici che li rendono reattivi agli elementi nei loro dintorni, che altrimenti sarebbero stati normali. Questi argomenti sono indicati come allergeni. L'esempio più comune di un sistema immunitario iperattivo è quello di avere una reazione allergica. Polline, muffe, polvere e alcuni alimenti sono esempi di allergeni. Alcune condizioni causate da un sistema immunitario iperattivo includono eczema (un'eruzione cutanea pruriginosa nota come dermatite atopica), asma (reazione dei polmoni che può indurre difficoltà respiratorie, tosse o respiro sibilante) e rinite allergica (un gonfiore dei passaggi nasali insieme a starnuti e naso che cola).

In alcune malattie autoimmuni, il corpo attacca ciò che è normale, tessuto sano. Una malattia autoimmune comune è il diabete di tipo 1. Qui, il sistema immunitario attacca le cellule del pancreas, che hanno il compito di creare insulina. L'insulina quindi elimina lo zucchero dal sangue per utilizzarlo come energia. Un altro problema autoimmune comune è l'artrite reumatoide. In questo tipo di artrite, le articolazioni iniziano a gonfiarsi e deformarsi. Il Lupus è un'altra malattia autoimmune che attacca i tessuti del corpo, come i polmoni, la pelle e i reni.

Gravi disturbi del sistema immunitario sono solo alcuni dei possibili risultati di un sistema immunitario difettoso. Una persona con un disturbo del sistema immunitario può:

- Avere un sistema immunitario che si è rivoltato contro se stesso. Questa è chiamata una malattia autoimmune.
- Eredita un sistema immunitario debole. Questo è chiamato immunodeficienza primaria.
- Sviluppa un disturbo che indebolisce il sistema immunitario. Questo è chiamato immunodeficienza acquisita.
- Avere un sistema immunitario che è iperattivo. Ciò provoca una reazione allergica.
- Avere un cancro del sistema immunitario.

Esempi comuni di disturbi del sistema immunitario includono:

- Deficienze immunitarie acquisite temporanee. Questo avviene quando il sistema immunitario è temporaneamente deteriorato da qualcosa, come un medicinale. Questo può accadere ai pazienti chemioterapici a causa dei farmaci utilizzati per combattere il cancro. Inoltre, colpisce coloro che hanno recentemente avuto trapianti di organi e che stanno assumendo farmaci per prevenire il rigetto dell'organo. Inoltre, infezioni come il virus dell'influenza, il morbillo e la mononucleosi possono diminuire il sistema immunitario in un breve periodo di tempo. Una cattiva alimentazione, il consumo di alcol in eccesso e il fumo possono anche portare a un temporaneo indebolimento del sistema immunitario.

- Grave immunodeficienza combinata (SCID). Questa deficienza immunitaria è presente alla nascita, poiché i bambini nati con esso mancano di importanti globuli bianchi.

- Sindrome da immunodeficienza acquisita (AIDS). Il Virus Dell'immunodeficienza umana (HIV), che causa L'AIDS, è un'infezione virale che distrugge i globuli bianchi e indebolisce il sistema immunitario. Le persone colpite si ammalano gravemente di infezioni che altre persone possono combattere.

Capitolo 4: Bilancio della Salute Intestinale e del Sistema Immunitario

Vi chiedete se il vostro intestino non è sano o se il vostro sistema immunitario è debole? Il vostro intestino o sistema immunitario ha bisogno di aiuto o sostegno? Forse sì, forse no. Prestare molta attenzione al proprio corpo è una delle cose più grandi che si possono fare per se stessi ed è il primo passo per rispondere a queste domande. Fare un inventario di come ci si sente e prendere nota di tutto ciò che sembra fuori posto è anche un buon modo per iniziare. Conoscere i segni di un sistema immunitario debole è importante perché sono bandiere rosse che permettono di risolvere i problemi di salute prima che diventino più gravi.

Il Vostro Istinto

Iniziamo con il nostro istinto. Il nostro intestino è permeabile, il che significa che permette alle buone sostanze nutritive che riceviamo attraverso il cibo che mangiamo di passare nel flusso sanguigno e di nutrirci. L'intestino funziona anche per mantenere temporaneamente i microbi e le tossine cattive nell'intestino per essere poi svenduto come rifiuto. Tuttavia, quando nutriamo il nostro intestino i tipi sbagliati di alimenti e li trattiamo con inattività e stress, non possono funzionare correttamente. A volte, queste tossine e microbi sfuggono all'intestino e vengono rilasciati nel flusso sanguigno, causando infiammazione e portando a ciò che è noto come "intestino che perde." La sindrome dell'intestino che perde non è un termine medico legittimo, ma è il nome dato per descrivere i danni al rivestimento del tuo intestino, consentendo alle proteine che non vengono digerite di entrare nel flusso sanguigno. Viene anche chiamato " aumento della permeabilità intestinale." Di seguito è riportato un elenco di sintomi associati alla sindrome dell'intestino che perde.

- Gonfiore dello stomaco, gas, stitichezza, diarrea o sindrome dell'intestino irritabile
- Stanchezza cronica o fibromialgia (dolore costante che si diffonde in tutto il corpo, in genere della durata di più di tre mesi)
- Frequenti raffreddori
- Depressione, ansia, ADHD
- Peso malsano
- Dolori articolari
- Mal di testa
- Allergie o sensibilità alimentari
- Condizioni della tiroide
- Autoimmunità
- Rosacea, eczema, acne o psoriasi
- Squilibri ormonali
- Malattie autoimmuni come l'artrite reumatoide, tiroidite di Hashimoto, lupus, psoriasi o malattia celiaca

Se si dispone di molti di questi sintomi, è il momento di iniziare a ripristinare il vostro intestino malsano.

Un altro problema gastrointestinale comune è la sindrome dell'intestino irritabile. Considerate il suo apparato digerente irritabile? Si stima che il 10-15 per cento delle persone affette da sindrome dell'intestino irritabile in tutto il mondo, e di quella percentuale, da qualche parte tra 25 e 45 milioni vivono negli Stati Uniti. I segni della sindrome dell'intestino irritabile variano notevolmente, ma possono includere:

- Stitichezza
- Diarrea
- Feci dure e secche un giorno e acquose il giorno dopo
- Gonfiore
- Sentire il bisogno di correre in bagno

Come per molti altri disturbi dell'intestino, il trattamento si concentra in gran parte sulla dieta, evitando fattori scatenanti come l'alcol e la caffeina e cercando di ridurre lo stress.

Anche se non così comune come la sindrome dell'intestino irritabile, la celiachia è anche la pena menzionare qui, in quanto è un disturbo autoimmune e digestivo. Solo circa l'uno per cento della popolazione statunitense ha una diagnosi di malattia celiaca e i suoi malati non sono in grado di consumare glutine. Il glutine è una proteina che si trova principalmente nel grano, nella segale e nell'orzo. Quando le persone con malattia celiaca mangiano glutine, viene attivato un attacco sul loro intestino tenue. Va notato che solo il cinque per cento circa delle persone affette da celiachia riceve una diagnosi di celiachia. Questo lascia circa tre milioni di americani che soffrono dei suoi sintomi senza nemmeno sapere di avere la malattia. Oltre a questa popolazione, c'è un altro 15-20 per cento degli americani che vivono con una sensibilità al glutine.

I sintomi della malattia celiaca variano, ma possono includere:

- Diarrea cronica
- Gonfiore addominale e dolore
- Vomito
- Stitichezza
- Feci pallide o grasse

La celiachia viene diagnosticata con campioni di feci e esami del sangue. Non esiste una cura per questo, e chi soffre deve adottare una dieta priva di glutine, e mangiare accidentalmente un prodotto contenente glutine può causare un'immediata fiammata.

Il Vostro Sistema Immunitario

Ora che sono state fornite alcune liste di controllo per fare un inventario del vostro intestino, non possiamo dimenticare il sistema immunitario, poiché ci sono molti segnali che indicano che potreste averne uno debole. Di seguito è riportato un elenco di domande che potete porvi per determinare se la vostra è all'altezza o meno.

1. **Ho raffreddori persistenti?**

In media, il comune raffreddore dura da sette a dieci giorni. Il sistema immunitario può richiedere fino a tre o quattro giorni per sviluppare anticorpi per combatterlo. Se avete un raffreddore che dura più di dieci giorni, la vostra immunità potrebbe essere in difficoltà.

2. **A volte le mie ghiandole linfatiche sono doloranti e gonfie?**

Queste ghiandole a forma di fagiolo sono particolarmente facili da trovare nel collo, ascelle e inguine e si gonfiano quando stanno combattendo lesioni o infezioni. Se si verifica un gonfiore persistente, questo potrebbe significare che il sistema immunitario sta avendo difficoltà a combattere un problema.

3. **Prendo facilmente il raffreddore?**

4. **Soffro di infezioni ripetute?**

Tutti noi sviluppiamo infezioni di tanto in tanto, dopo tutto, siamo solo umani. Ma quando il sistema immunitario è debole, ha un tempo molto più difficile uccidere gli agenti patogeni. Il risultato sono infezioni che ritornano più e più volte.

5. **Mi sento costantemente affaticato?**

Se il vostro sistema immunitario è in difficoltà, lo stesso vale per il vostro livello di energia. Questo perché il vostro corpo sta cercando di conservare questa energia per alimentare il vostro sistema immunitario. Di conseguenza, vi sentirete stanchi. Questo può essere frustrante quando si cerca di lavorare e di ottenere le tante cose che si devono fare durante la giornata. La fatica vale la pena prestare attenzione quando diventa persistente.

6. **Ho ferite che richiedono molto tempo per guarire?**

La pelle entra in uno stato di controllo dei danni quando si ottiene una bruciatura, taglio o raschiare. I nostri corpi lavorano per proteggere la ferita portando sangue ricco di nutrienti nella zona in modo che possa rigenerare nuova pelle. Questo necessario processo di guarigione delle ferite dipende fortemente dalle cellule immunitarie sane. Quando il sistema immunitario è debole, tuttavia, la pelle avrà difficoltà a rigenerarsi e la ferita si rifiuterà di guarire.

Nel caso in cui una qualsiasi di queste domande precedenti vi abbia fatto concordare, è un segnale che il vostro sistema immunitario potrebbe aver bisogno di un supporto, e questo supporto può arrivare sotto forma di misure per guarire il vostro intestino. Infezioni croniche o ricorrenti, anche lievi raffreddori, si verificano solo quando si ha un sistema immunitario indebolito. In queste circostanze, c'è un ciclo che si ripete: un sistema immunitario deteriorato si dirige verso l'infezione, e l'infezione induce poi un danno al sistema immunitario, che di conseguenza abbassa ulteriormente la resistenza dell'organismo. Tuttavia, migliorare il sistema immunitario attraverso una migliore salute dell'intestino può rompere questo circolo vizioso.

Capitolo 5: Migliorare il Sitema Immunitario e Ottenere un Intestino Più Sano

Dopo aver superato i primi quattro capitoli, ora si ha una migliore comprensione di come il sistema immunitario e il tratto gastrointestinale lavorano insieme. Conoscete i benefici per la vostra salute e il vostro benessere quando funzionano in modo ottimale. Capite i problemi del sistema immunitario e le ragioni per cui fanno soffrire le persone. Inoltre, avete fatto un inventario del vostro intestino e del vostro sistema immunitario. Ora, siete pronti a conoscere i modi in cui potete potenziare il vostro sistema immunitario e ripristinare un intestino non sano. La vostra salute intestinale influisce letteralmente su tutto il corpo, quindi se volete curare la vostra salute, dovete iniziare dal vostro intestino. L'intestino è costantemente al lavoro e svolge molti lavori importanti, tra cui la scomposizione del cibo, l'eliminazione delle tossine, la produzione e l'assorbimento di sostanze nutritive. Se l'immunità ottimale è ciò che si desidera, l'intestino deve funzionare senza problemi.

Poiché più di 100 milioni di americani soffrono di problemi digestivi, sono state fatte molte ricerche su come rafforzare il rivestimento intestinale e migliorare la digestione. Sicuramente non siete soli se soffrite o avete sofferto di disturbi digestivi, come gonfiore di stomaco, costipazione, sindrome dell'intestino irritabile, gas, diarrea, bruciore di stomaco o reflusso acido. Dei cinque farmaci più venduti negli Stati Uniti, due sono per problemi digestivi, e costano miliardi di dollari. Inoltre, ci sono più di 200 farmaci da banco là fuori per i disturbi digestivi, e la maggior parte di questi può causare ulteriori disturbi digestivi. I viaggi dal medico per i disturbi intestinali sono molto comuni, e molti di noi non si rendono conto che i problemi intestinali colpiscono tutto il corpo, portando a una vasta gamma di preoccupazioni, tra cui allergie, malattie autoimmuni, artrite, acne, disturbi dell'umore, stanchezza e altro ancora. La salute del vostro intestino definisce quali sostanze nutritive possono essere consumate e quali microbi devono essere espulsi. Essenzialmente, è direttamente responsabile della salute generale del vostro corpo.

È necessario iniziare concentrandosi sul miglioramento del microbiota intestinale. Il vostro corpo contiene trilioni di microbi e la popolazione più densa è nel vostro intestino. Qui svolgono un ruolo critico nella funzione immunitaria, nella regolazione del peso e nella digestione. Ciò che si mangia può alterare rapidamente l'equilibrio del microbiota intestinale. Prima di parlare di ciò che si può fare per migliorare il vostro microbioma nel suo complesso, ecco alcuni fatti sui microbi.

- I batteri nel nostro intestino possono pesare più di quattro chili.
- L'analisi dei batteri intestinali può prevedere l'obesità con un tasso di precisione del 90%.
- I nostri corpi contengono 100 trilioni di microbi.
- Meno del cinque per cento dei microbi in realtà causano malattie.
- Ci sono più microbi sulla vostra mano che ci sono persone sul pianeta.
- I batteri influenzano il nostro comportamento attraverso i neuroni nel nostro intestino, ecco perché il nostro intestino è considerato il nostro secondo cervello.
- Gli studi hanno associato un sano equilibrio microbico con minori incidenze di malattie cardiache, diabete, cancro, asma, depressione, malattie del fegato, autismo, sindrome dell'intestino irritabile, coliche e molte allergie.

Il Vostro Intestino Microbiota

Il vostro microbiota intestinale cambia ad ogni morso di cibo che prendete, quindi la buona notizia è che avete il potere di ripristinare immediatamente i batteri buoni nel vostro intestino. Quello che ingerite non è solo per voi, ma anche per nutrire i miliardi di batteri che vivono nel vostro intestino. Potete cambiare positivamente la vostra flora intestinale a partire dal vostro prossimo pasto. È necessario alimentare il vostro intestino batteri il cibo giusto e fertilizzare il vostro giardino interno intestino personale. Se li nutrite con cibi freschi, integrali e veri, avrete un intestino felice e sano. D'altra parte, se gli si dà da mangiare spazzatura, gli insetti cattivi fioriranno, con conseguente perdita di budello e infiammazione. Alcuni ormoni che regolano i grassi, poi, vanno fuori di testa, e si finisce per desiderare più cibo cattivo. Nel corso del tempo, tuttavia, come si continua a mangiare in modo sano, queste voglie diminuiranno. Una volta che iniziate a notare una differenza nel modo in cui vi sentite, potreste anche non desiderare i cibi meno sani che una volta riempivano le vostre credenze e il vostro frigorifero, perché sapete quanto male potete sentire quando i vostri batteri sono sbilanciati dal cibo spazzatura e dallo zucchero.

Coltivare e Ripristinare un Intestino Sano

Conosciamo già questa complessa collezione di batteri che vivono nel nostro tratto gastrointestinale, il nostro unico microbiota intestinale, ma ora è il momento di scoprire di più sul controllo che abbiamo su come ci fa sentire. Di seguito sono riportati i modi in cui potete coltivare, oltre a ripristinare, batteri buoni nell'intestino.

Aumentare l'assunzione di fibre alimentari.

Cambiare la propria dieta è il modo migliore e più diretto per trasformare la flora intestinale. Mangiare più piante ci permette di raggiungere e mantenere la diversità nel nostro microbiota. Questa diversità porterà ad una mente più chiara e un umore migliore. Simile a come lo zucchero viene lavorato troppo facilmente e a sua volta affama la nostra flora intestinale, la fibra alimentare dà alla nostra microbiota un sacco da banchettare, a tutto vantaggio del nostro giardino interno. Mangiare cibi ad alto contenuto di fibre alimentari manterrà intatto il rivestimento intestinale, e contribuirà anche a mantenere una collezione più diversificata di batteri buoni, vitale per la buona salute.

Limitare l'uso di antibiotici.

In alcuni punti della nostra vita, l'uso di antibiotici è inevitabile. L'uso regolare di antibiotici, tuttavia, uccide il nostro variegato mini-ecosistema di microbiota e pone più rischi per la salute. Ampi tipi di antibiotici non fanno differenza tra ciò che è benefico per la nostra salute e ciò che è dannoso, a volte danneggiando alcuni ceppi di batteri di cui abbiamo bisogno per combattere altre infezioni.

Prendi i probiotici.

L'uso di un integratore probiotico può anche essere utile quando si mira a ripristinare un intestino malsano. I probiotici sono determinati alimenti o integratori che contengono microbi viventi. Questi microbi quando ingeriti hanno lo scopo di migliorare e sostenere la salute del microbioma, rafforzando o sostituendo le comunità di batteri attualmente nell'intestino.

Probiotici vs. prebiotici

Per evitare confusione, qui dovrebbe essere aggiunta una nota sulla differenza tra prebiotici e probiotici. Prebiotici sono alimenti che sorta di fertilizzare i batteri già esistenti nel nostro intestino e incoraggiare lo sviluppo della diversità. Questi alimenti sono carboidrati complessi, come cereali integrali e verdure. Come accennato in precedenza, i probiotici sono alimenti che contengono batteri vivi che si pensa siano benefici per il corpo.

Ridurre attivamente lo stress.

Quando ci si sente stressati, il corpo rilascia naturalmente l'adrenalina e il sistema immunitario scarica le proteine infiammatorie che sono importanti nella segnalazione cellulare, chiamate citochine. Questo avviene indipendentemente dal fatto che qualsiasi cosa vi sentiate stressati sia reale o meno. Per esempio, un possibile attacco da parte di un animale selvatico contro la preoccupazione per la presentazione che dovrete fare domani al lavoro. Se vi sentite sempre stressati, la vostra risposta immunitaria non smette mai di inviare questi messaggi di infiammazione in tutto il corpo, anche agli insetti nel vostro intestino, indebolendo la sua salute e causando l'infiammazione. Per il bene delle nostre viscere e del nostro sistema immunitario, dobbiamo davvero cercare di rilassarci.

Ottenere sonno sufficiente.

Possiamo bilanciare la nostra flora intestinale dormendo in modo costante, il più possibile per otto ore. La relazione tra il nostro microbioma e il sonno è vista come una strada a doppio senso. Il microbiota nel nostro intestino ha un effetto su come dormiamo, e il sonno sembra anche influenzare la diversità e la salute del nostro giardino intestinale. Non ottenere abbastanza sonno diminuisce i tipi di batteri benefici nell'intestino e può rapidamente causare effetti negativi sulla salute microbica e immunitaria.

Esercitare regolarmente.

Il nostro microbiota intestinale detesta un corpo sedentario ed è molto più felice quando ci esercitiamo. È stato dimostrato che l'esercizio fisico in realtà induce un tipo diverso di cambiamento nella nostra flora intestinale rispetto a una dieta, per esempio. L'esercizio fisico modifica la composizione del microbiota intestinale e gli studi hanno dimostrato che questi cambiamenti positivi possono verificarsi dopo sole sei settimane di esercizio. È importante sottolineare che l'esercizio deve essere continuato regolarmente per continuare a notare questi cambiamenti, altrimenti si verificherà una regressione. Anche un esercizio moderato può migliorare i livelli di colesterolo. Anche se l'esercizio fisico regolare, 30 minuti al giorno per cinque giorni alla settimana, aiuta a prevenire la sindrome metabolica. L'esercizio fisico è una componente chiave per stimolare il metabolismo e mantenere il peso basso.

Bere più acqua.

Quando si beve più acqua e si rimane idratati, il microbiota intestinale è felice e sano, permettendogli di sostenere pienamente altre parti del corpo. Ci sono opinioni diverse su quanta acqua si dovrebbe bere ogni giorno, ma è comunemente raccomandato di bere otto bicchieri da 8 once, che è pari a circa 2 litri o avere un gallone. La regola dell'8x8 è facile da ricordare. Bere acqua a sufficienza per tutto il giorno può sembrare una faticaccia per alcuni, e se siete una di queste persone, provate a usare un qualche tipo di contenitore divertente o un bicchiere che vi piace, uno che vi faccia sorridere quando lo usate.

Sicuramente è più divertente che sgranocchiare dalla stessa noiosa tazza, e ti prepara al successo anche dal punto di vista psicologico. Il piacere che si prova nell'usare il contenitore è visto come una ricompensa dal cervello, e scatena un rilascio di dopamina. Questo vi rende più propensi a voler continuare a compiere l'azione che porta alla ricompensa, in questo caso la ricompensa è bere dal contenitore del divertimento. Si finisce per consumare più acqua, beneficiando il vostro intestino.

Per recuperare la digestione ci vorrà un po' di tempo, ma sappiate che farlo è possibile. Se si desidera una salute vivace, è necessario concentrarsi prima di tutto sul proprio istinto. Ci sono molte cose che si possono fare per migliorare il sistema immunitario e avere un intestino più sano, e seguire le raccomandazioni di cui sopra è un ottimo punto di partenza. Teneteli a mente mentre iniziate il processo di guarigione, e guardate i vostri sintomi diminuire, e alla fine scomparire.

Capitolo 6: Guarire il Vostro Intestino con Diete Sane

Come già detto in questo libro, i cibi che mangiamo hanno un forte impatto sulla nostra salute intestinale e sul nostro sistema immunitario. Ci sono molti piani di dieta sana che possiamo seguire e altre cose che possiamo fare per metterci sulla strada giusta verso una migliore salute e benessere. Sia che si voglia ridurre il gonfiore di stomaco, eliminare le allergie alimentari o potenziare il sistema immunitario, tutto inizia dall'intestino. Una cosa importante da ricordare è che ciò che contribuisce ad un sano intestino è il consumo di cibi veri, freschi e integrali.

Riequilibrare L'Intestino

Il fondamento della grande salute dell'intestino inizia con ciò che si mangia. La vostra attenzione dovrebbe essere focalizzata su verdure ricche di fibre, cereali senza glutine, frutta a basso contenuto di zucchero e legumi. Il sistema immunitario che stimola il sistema immunitario e il processo di guarigione intestinale in molti casi seguono questi passaggi:

1. Rimuovere i batteri cattivi e gli allergeni alimentari nell'intestino che causano sensibilità. Questo può essere fatto eliminando alimenti infiammatori come soia, mais, glutine, latticini, zucchero e uova. Altri irritanti come la caffeina e l'alcol dovrebbero anche essere evitati.

2. Sostituire i batteri cattivi attraverso scelte alimentari sane che contengono enzimi, fibre e prebiotici necessari.

3. Ripristinare un sano equilibrio di batteri introducendo nuovi batteri benefici, magari attraverso un integratore probiotico.
4. Riparare il rivestimento dell'intestino con sostanze nutritive curative come gli acidi grassi omega 3.

Qui di seguito sono alcune misure dietetiche sane che dovrebbero essere prese quando si sta cercando di guarire il vostro intestino.

Eliminare alcuni alimenti.

A volte, una dieta di eliminazione del cibo può essere al fine di affrontare le sensibilità alimentari nel corpo. Quando si tratta di salute intestinale, ci sono alcuni alimenti che dovrebbero essere evitati per il lungo periodo, se possibile. Gli alimenti trasformati, il glutine e la soia sono in cima alla lista dei principali trasgressori che dovrebbero essere eliminati. Tutti e tre questi sono dannosi per il rivestimento intestinale. Gli alimenti trasformati sono tutt'altro che reali, contenenti zuccheri, oli e additivi. Poiché la soia e il glutine moderni sono spesso geneticamente modificati, possono anche contribuire a strappare il nostro rivestimento intestinale. Si raccomanda inoltre di eliminare alcuni altri alimenti, come i latticini, il lievito, il mais e le uova per una settimana o due. Dopo l'eliminazione, vedete come si sente l'intestino e notate i cambiamenti di altri sintomi che potreste aver sperimentato. A volte è possibile reintrodurre gradualmente questi alimenti o sostituirli con opzioni più adatte alle budella.

Mangiare un'ampia varietà di cibi.

Poiché il nostro corpo non è destinato a mangiare gli stessi cibi ogni giorno, è importante per la salute intestinale variare gli alimenti che si mangiano. In passato, la facilità di accesso a tutti i diversi tipi di alimenti durante tutto l'anno che sperimentiamo oggi non era possibile. Vivendo in un clima nordico, per esempio, non si poteva andare al supermercato e trovare manghi e kiwi in inverno. La gente allora mangiava stagionalmente. Ciò che cresceva intorno a loro durante una stagione specifica era ciò che mangiavano. Se si vuole ripristinare la salute dei batteri nell'intestino, è necessario mangiare un'ampia varietà di alimenti per consentire alla flora intestinale di diversificarsi e crescere. Provate a fare più attenzione a ciò che è di stagione, scegliendo cibi freschi che non devono viaggiare troppo per arrivare al vostro piatto. Mirate a ruotare gli alimenti che mangiate più spesso, ad esempio, se mangiate molti broccoli il lunedì, cercate di non mangiarli più fino al venerdì, scegliendo altre verdure di stagione nei giorni intermedi. Inoltre, mangiare una varietà di cibi diversi mantiene le cose interessanti e rende più piacevole la pianificazione dei pasti.

Non ingurgitare acqua con i pasti.

Naturalmente, è utile bere molta acqua durante il giorno. Tuttavia, bere grandi quantità d'acqua durante i pasti può diluire i succhi digestivi che sono difficili da digerire digerendo ciò che si sta alimentando l'intestino, a volte interferendo con il processo nel suo complesso. Durante i pasti, prendete piccoli sorsi d'acqua e bevete la maggior parte dell'acqua tra un pasto e l'altro.

Mangiare in uno stato rilassato.

Questo è di gran lunga uno dei pezzi più importanti per guarire un intestino malsano. Sentirsi stressati o affrettati mentre si mangia compromette la digestione. Se si mangia mentre si guida nel traffico intenso o si cerca di fare colazione mentre si esce di corsa dalla porta al mattino, il corpo non è in uno stato di rilassamento. Uno sforzo consapevole deve essere fatto per mettere il vostro corpo in uno stato di rilassamento prima di mangiare, e potrebbe essere necessario fare degli aggiustamenti nel vostro programma giornaliero in modo che siate in grado di godere pienamente il tempo dei pasti. Provate a spegnere il telefono prima di cena e concentratevi su ciò che mangiate e su come nutrite il vostro corpo. Cercate di attendere almeno 20-30 minuti per i pasti, poiché questo è il tempo che impiega il nostro stomaco a segnalare al cervello che si sente soddisfatto o pieno. Se potete, lasciate che il vostro cibo si sistemi un po' di tempo prima di lasciare la tavola. Quando mangiamo troppo velocemente, a volte possiamo finire per mangiare più cibo del necessario prima di renderci conto che siamo sazi.

Capitolo 7: Alimenti Che Stimolano Naturalmente Il Sistema Immunitario

Imparare a potenziare il sistema immunitario attraverso ciò che si mette nell'intestino è il passo successivo nel viaggio verso la pulizia del corpo in modo naturale. Quando le persone cercano di migliorare il loro sistema immunitario, sentono parlare di molti trattamenti là fuori che pretendono di essere rimedi panaceutici, promettendo di aumentare l'immunità e di ridurre le possibilità di contrarre raffreddori e influenza. Questi rimedi possono essere farmaci da banco, il vaccino antinfluenzale o integratori. Anche se questi possono eventualmente offrire benefici preventivi, la vera chiave per aumentare l'immunità è meno conosciuta: coltivare batteri sani e diversificati nell'intestino. Il cibo deve essere considerato come una medicina per il vostro corpo, che può naturalmente dare una più forte immunità. Quello che segue è un elenco di alimenti facilmente acquisibili che vi aiuteranno a raggiungere il vostro obiettivo di avere e mantenere un intestino sano.

Prodotti Ricchi Di Fibre

Sarà necessario aumentare l'assunzione di frutta e verdura, soprattutto quelle ricche di fibre prebiotiche. I prebiotici alimentari sono composti non digeribili di fibre che passano non digeriti attraverso la parte superiore dell'intestino e favoriscono la crescita di batteri buoni. Frutta e verdura ad alto contenuto di fibre prebiotiche sono banane, cipolle, aglio, funghi, cicoria, asparagi e topinambur. Avrete anche voglia di mangiare molte altre verdure colorate e nutrienti come broccoli, cavoli, cavolfiori, cavolfiori, germogli di Bruxelles, patate dolci, bok choy e verdure a foglia.

Avere una carenza di fibre può portare a vari problemi di salute, quindi è essenziale per ottenere abbastanza di questo importante nutriente. La fibra è uno degli ingredienti più importanti per la salute dell'intestino, e solo il tre per cento circa degli americani ingerisce i 40 grammi di fibra consigliati di cui ha bisogno ogni giorno. La fibra alimenta i batteri buoni del nostro intestino, promuovendo la salute del vostro microbioma e potenziando il vostro sistema immunitario. Il nostro intestino microbiota estrarre le vitamine, le sostanze nutritive e l'energia della fibra, diminuendo l'infiammazione e proteggendo contro l'obesità. Esistono due tipi di fibre. La fibra solubile aiuta ad abbassare il colesterolo e si trova nella farina d'avena, nei legumi (piselli, fagioli, noci e lenticchie) e in alcuni tipi di frutta e verdura. La fibra insolubile conferisce all'ambiente digestivo un effetto più purificante e si trova anche nei cereali integrali, nei fagioli, nella frutta e nelle verdure.

Banane e Mele

Uno degli alimenti più popolari al mondo, le banane sono estremamente brave a ripristinare l'armonia nel microbiota intestinale. Contengono potassio e magnesio, che aiutano a prevenire le infiammazioni. È stato dimostrato che le banane riducono il gonfiore di stomaco e aiutano il corpo a liberare il peso in eccesso. Ci sono molti modi semplici per incorporare più banane nella vostra dieta, come ad esempio nei frullati, affettati sopra i cereali o semplicemente come spuntino pomeridiano.

Come le banane, le mele sono facili da trovare, ricche di fibre e stimolano i batteri buoni nell'intestino. Le mele possono essere gustate crude come spuntino o in umido.

Alimenti Coltivati o Fermentati

Gli alimenti coltivati e fermentati sono ricchi di probiotici che promuovono la diversità nell'intestino, portando a un sistema immunitario rafforzato. La durata di conservazione degli alimenti fermentati viene prolungata attraverso un processo antiquato, che ne aumenta successivamente il valore nutrizionale. Essi forniscono anche microrganismi vivi e sani e probiotici al vostro corpo. Gli alimenti che vi danno questi probiotici sani sono fermentati con un processo naturale che contiene effettivamente probiotici. Se non siete sicuri se gli alimenti che scegliete contengono o meno questi probiotici sani, l'etichetta dovrebbe contenere la dicitura "fermentato naturalmente". Esempi di questi alimenti sono lo yogurt, il kimchi, il kefir, i crauti, l'aceto di sidro di mele e il tè kombucha, tra gli altri. In passato si dava più priorità al consumo di alimenti fermentati rispetto ad oggi, il che può contribuire a ridurre la diversità dei microbioti intestinali.

Brodi Ossei

Brodi di ossa come manzo, pollo, tacchino e pesce sono ricchi di sostanze nutritive curative per l'intestino. Sono stati a lungo un punto fermo nella dieta degli esseri umani, ma i brodi fatti in casa non sono così popolari come una volta, a causa di quanto sia facile acquistare scorte acquistate in negozio. Tuttavia, ciò che sta guadagnando in popolarità è l'uso di brodi di ossa come agente di guarigione nella salute intestinale. Per fare il brodo d'ossa, si cucina carne o pesce in acqua, di solito con verdure, per un periodo di tempo prolungato. I tempi di cottura variano ampiamente, da tre ore a ben 72 ore. È meglio preparare il proprio brodo che usare il brodo acquistato in negozio, perché in questo modo si sa esattamente cosa c'è dentro. Anche i brodi acquistati in negozio possono essere lavorati, privandolo delle sue naturali proprietà curative.

Acidi Grassi Omega-3

Gli acidi grassi Omega-3 regolano il passaggio delle sostanze nutritive e dei prodotti di scarto nel vostro corpo e promuovono anche una sana segnalazione tra le cellule. Molti studi hanno scoperto che aumentando l'assunzione di omega-3 è possibile aumentare la diversità microbica nell'intestino. Questi acidi mantengono anche la manutenzione molto importante della parete intestinale. Non possiamo fare questi acidi grassi essenziali nel nostro corpo, quindi dobbiamo prenderli dal nostro cibo. Il pesce oleoso, tra cui salmone, sgombro, sardine, acciughe, ostriche, caviale e aringhe, contiene un'elevata quantità di acidi grassi omega-3. Anche altri prodotti animali, tra cui agnello, alce, pollo, pollo, bisonte, capra, manzo, coniglio e uova al pascolo, alimentati con erba e biologici, sono buone fonti di omega 3. È anche possibile ottenere omega-3 da altri alimenti come semi di lino, noci e semi di chia, anche se in quantità minore. I semi di lino contengono fibre insolubili e aiutano a migliorare la regolarità del tratto digestivo. Ha anche il più alto contenuto di lignani (antiossidanti con proprietà antitumorali) di qualsiasi altro alimento. Come altri alimenti trattati in questo capitolo, semi di lino promuove una buona flora intestinale. Dopo la macinazione del seme, può essere utilizzato in frullati, cosparso su insalate o aggiunto alle ricette durante la cottura al forno. Ricordatevi di tenere i semi di lino nel congelatore, in quanto può diventare rancido rapidamente.

Pesce selvatico e frattaglie

Le carni di organi come il fegato, trovate da fonti di alta qualità, sono piene di sostanze nutritive e grassi sani, e lo stesso vale per il pesce pescato selvatico. Se li mangiate spesso, date al vostro corpo ciò di cui ha bisogno per guarire.

Polifenoli

I polifenoli sono composti vegetali che offrono molti vantaggi per la salute. Alcuni di questi benefici includono una riduzione dei livelli di colesterolo, della pressione sanguigna e dell'infiammazione. Alcune fonti di polifenoli includono mandorle, mirtilli, cipolle, broccoli, bucce d'uva, vino rosso, cacao e cioccolato fondente. I polifenoli non sempre possono essere digeriti dalle cellule umane, ma sono efficientemente scomposti dal microbiota nel nostro intestino.

Prendi grassi sani.

I grassi sono necessari al corpo per aiutare a controllare l'infiammazione. I grassi sani comprendono le olive e l'olio di oliva non raffinato, l'avocado e l'olio di avocado non raffinato, l'olio di cocco e l'olio di cocco non raffinato, il burro di mucche nutrite con erba e i grassi animali di alta qualità. Grassi di scarsa qualità, come alcuni oli di semi, producono più infiammazioni.

Aggiungete questi alimenti alla vostra lista della spesa oggi stesso!

Capitolo 8: Pianificare i Pasti per Ripristinare la Vostra Salute

Pianificare i pasti dovrebbe essere divertente, non un lavoro di routine. Man mano che acquisiamo una migliore comprensione e ci interessiamo di più a ciò che accade alla nostra salute e al nostro benessere generale nutrendo il nostro corpo con cibi sani, più la pianificazione dei pasti diventa piacevole. All'inizio può essere difficile sapere come pianificare i pasti intorno a cibi sani per l'intestino, e lo scopo di questo capitolo è quello di fornire esempi di pasti che si possono pianificare per il ripristino dell'intestino. Un menu sano dell'intestino dovrebbe sempre essere centrato su verdure, frutta e proteine magre. I latticini coltivati e le verdure fermentate sono ottime aggiunte perché offrono una grande quantità di batteri intestinali sani.

Focus sulla Preparazione del Cibo

A volte, il modo in cui un alimento viene preparato può cambiare il modo in cui influisce sul corpo. Ad esempio, le carni fritte sono molto diverse da quelle a cottura lenta. Dovreste concentrarvi sulle carni a cottura lenta o cotte a basse temperature, sulle verdure molto ben cotte e sui semi e le noci ammollate e germogliate. Gli alimenti preparati in questo modo sono più facili per il nostro sistema digestivo e le sostanze nutritive sono anche più facili da assorbire. Anche in questo caso, dopo che il vostro intestino malsano diventa sano, potete lentamente reintrodurre cibi cucinati in altri modi e vedere come il vostro corpo reagisce.

Un'altra buona regola è quella di mangiare solo cibo spazzatura che hai cucinato tu stesso. Fare il proprio "cibo spazzatura" da zero aiuta a eliminare molti degli ingredienti nocivi che si trovano negli snack e nei fast food trasformati, come aromi e colori artificiali, emulsionanti, conservanti e grassi e oli idrogenati. Tutti questi ingredienti danneggiano l'intestino. Quando inizierete a preparare tutto ciò che mangiate voi stessi, diventerete più consapevoli dei cibi che mangiate e la vostra tavolozza diventerà più sensibile.

Bilancia i vostri pasti.

È importante bilanciare i rapporti di nutrienti di ciò che si ha nel piatto. Se non lo fate, a volte si può aumentare la glicemia con troppi carboidrati, o farla cadere mangiando troppo poco grasso o proteine. Avere un giusto equilibrio è necessario per una corretta digestione e per sentirsi sazio. Non si vuole mangiare un pasto intero e poi sentirsi affamati dopo solo un'ora. Questo porta a eccesso di cibo e aumento di peso. Il bilanciamento dei pasti è un processo continuo e non esiste una strategia unica. Tuttavia, si può iniziare riempiendo il piatto con il 30% di proteine, 30% di grassi e 40% di verdure. Poi ascoltate il vostro corpo e fate un inventario, notando come si sente la vostra digestione dopo aver mangiato, e come siete affamati tra un pasto e l'altro. Ricordate che un piatto di cibo sano sarà caratterizzato da diversi colori. I colori di molte verdure diverse riflettono le diverse sostanze fitochimiche e antiossidanti in esse contenute, che contribuiscono a ridurre l'infiammazione e ad alimentare i nostri batteri intestinali.

Iniziate Il Vostro Orto

Iniziare il proprio orto può avere molti vantaggi. Il terreno è ricco di microbi e il giardinaggio è un'attività gratificante. Il solo sapere che avete coltivato le verdure che state mangiando vi dà molta soddisfazione personale. Inoltre, è probabile che il conto della spesa diminuisca quando si smette di acquistare prodotti dal negozio di alimentari. Anche l'incertezza di sapere se le vostre verdure siano state o meno irrorate con pesticidi nocivi non sarà una preoccupazione.

Ecco un piano pasto campione per una settimana. Questi sono solo suggerimenti, dato che ora siete più consapevoli del tipo di alimenti che dovreste avere nella vostra dieta, potete giocare un po' e fare nuove e interessanti combinazioni alimentari.

Esempio di Piano Pasti

Giorno 1

Colazione: ananas, cavolo e frullato di latte di mandorla
Pranzo: insalata di riso integrale con cavoli, spinaci, carote e barbabietole
Cena: pollo al forno, con fagioli, carote arrostite e broccoli

Giorno 2

Colazione: frittata di zucchine con funghi e spinaci
Pranzo: metà di patate dolci ripiene, ripiene di tacchino, mirtilli e spinaci
Cena: ali di pollo alla griglia con crauti e spinaci freschi sul lato

Giorno 3

Colazione: budino di Chia con cocco e papaia. Una tazza di latte di cocco non zuccherato, un quarto di tazza di semi di chia e un quarto di tazza di papaia tagliata a dadini
Pranzo: insalata di pollo, con un condimento all'olio d'oliva
Cena: tempeh arrosto con broccoli su riso integrale

Giorno 4

Colazione: farina d'avena, senza glutine, condita con un quarto di tazza di lamponi
Pranzo: avanzi della cena della sera precedente
Cena: bistecca con patate dolci e germogli di Bruxelles

Giorno 5

Colazione: yogurt greco, banana e frullato di mirtilli
Pranzo: insalata di verdure miste con uova sode affettate
Cena: manzo e broccoli saltati in padella con crauti su noodles

Giorno 6

Colazione: frittata con la vostra scelta di verdure.
Pranzo: frittata di uova con salmone e verdure
Cena: insalata di pollo alla griglia con crauti sul lato

Giorno 7

Colazione: frullato di yogurt greco con mirtillo e latte di mandorle (non zuccherato)
Pranzo: avanzi della cena della sera precedente
Cena: salmone alla griglia su un'insalata fresca del giardino

Bonus: Una Ricetta per il Brodo di Ossa

È anche utile, come accennato in precedenza, consumare un brodo di ossa fatto in casa. Il brodo osseo non solo ripara il rivestimento dell'intestino, ma contiene anche glutammina, un combustibile per le cellule dell'intestino che potrebbe aiutare l'intestino che perde. Bere una tazza di brodo osseo ogni giorno può anche aiutare quando si sta gestendo lo stress pesante o si sta esaurendo il sonno. È possibile acquistare le ossa da un macellaio locale per fare il brodo fatto in casa. Se si prepara il brodo di manzo, mirare a procurarsi ossa di midollo da mucche certificate alimentate con erba. Quanto segue delinea i passaggi per fare un brodo di ossa di manzo fatto in casa.

Fase 1

Mettete circa due libbre e mezzo di ossa di midollo di manzo e due libbre e mezzo di ossa di zuppa di manzo in una pentola lenta, e aggiungete un po' di aceto di sidro di mele o il succo di un limone, che fornisce acidi per estrarre più sostanze nutritive dalle ossa.

Fase 2

Riempite la pentola lenta con acqua e mettetela a fuoco lento per 24 ore.

Fase 3

Dopo le 24 ore, potete condire il vostro brodo con delle verdure. Dato che non li consumerete, potete scegliere di non sbucciarli. Alcuni esempi potrebbero essere cipolla, sedano e carote. Si può anche aggiungere prezzemolo, sale marino e pepe. Poi, lasciatelo riposare per altre 12 ore. Più tempo lo lasciate cuocere, più le ossa si romperanno e più sostanze nutritive verranno rilasciate.

Punto 4

Dopo 30 ore o giù di lì, è possibile controllare le ossa del midollo per assicurarsi che il midollo è caduto. A volte potrebbe essere necessario utilizzare una forchetta per eliminare il midollo dall'interno. Lasciar riposare per altre sei ore.

Punto 5

Dopo circa 36 ore, si può spegnere il fornello lento e lasciarlo raffreddare naturalmente. Poi, scremare le cose grandi come le verdure.

Punto 6

Scolare il brodo attraverso uno scolapasta a rete. Conservare il brodo in contenitori di vetro in frigorifero per circa una settimana.

Potete congelare il vostro brodo se pensate di non riuscire a berlo entro una settimana, e fa anche un ottimo brodo per cucinare.

Poiché la gravità di un intestino malsano varia da persona a persona, non è possibile determinare esattamente quanto tempo ci vorrà per guarire il proprio intestino. Tuttavia, il processo di ripristino può iniziare immediatamente quando si scelgono cibi freschi e sani rispetto ad alternative altamente lavorate e raffinate. Il vostro sistema immunitario e il vostro intestino vi ringrazieranno.

Capitolo 9: Modi Sani per Recuperare dal Disturbo Metabolico

Prima di discutere su quali sono i disturbi metabolici e sugli approcci salutari che possono aiutare a riprendersi da essi, è necessaria una vera comprensione del metabolismo del corpo. Il vostro corpo utilizza o riceve energia dal cibo che mangiate attraverso un processo chiamato metabolismo. Il cibo è composto da grassi, carboidrati e proteine, e le sostanze chimiche nel vostro sistema digestivo scompongono queste parti del cibo in acidi e zuccheri, il carburante del vostro corpo. Il vostro corpo può quindi utilizzare subito questo carburante, oppure può immagazzinare l'energia nei grassi, nei muscoli e nei tessuti. Il microbiota intestinale svolge un ruolo importante nel metabolismo. Quando reazioni chimiche anomale nel corpo disturbano questo processo, si verifica un disturbo metabolico. Quando questo accade, si può avere troppo poco o troppo di certe sostanze che è necessario per rimanere in salute. Si può sviluppare un disturbo metabolico quando alcuni organi, come il pancreas o il fegato, non funzionano correttamente o si ammalano. Il diabete è un esempio comune di un disturbo metabolico.

I disturbi metabolici possono venire in diverse forme, tra cui:

- Una vitamina o un enzima mancante che è vitale per una certa reazione chimica;
- Carenze nutrizionali;
- Reazioni chimiche anormali e che interferiscono con i processi metabolici; e

- Una malattia in uno degli organi coinvolti nel metabolismo, tra cui il pancreas, fegato o ghiandole endocrine.

Questi disturbi possono svilupparsi se alcuni organi non funzionano correttamente. A volte questi disturbi possono essere il risultato della genetica, ma in altri casi, una persona può essere carente di un certo enzima o ormone, o potrebbe consumare troppi alimenti, tra gli altri fattori. Ci sono molti disturbi genetici del metabolismo che derivano da mutazioni di singoli geni, e queste mutazioni sono ereditate e tramandate attraverso generazioni di famiglie.

Il diabete è il disturbo metabolico più comune, di cui esistono due tipi, il tipo 1 e il tipo 2. La causa del tipo 1 è sconosciuta, anche se potrebbe esserci un fattore genetico. Il tipo 1 può portare a disturbi della vista, danni ai nervi e ai reni e un aumento del rischio di malattie cardiache. Il tipo 2 può essere acquisito, ma potrebbe anche essere causato da fattori genetici.

Sindrome Metabolica

Un disturbo metabolico molto comune oggi è chiamato sindrome metabolica, nota anche come sindrome x. Si stima che colpisca il 40 per cento delle persone di età superiore ai 60 anni. La sindrome metabolica è un termine che indica un insieme di fattori di rischio che possono aumentare le probabilità di sviluppare malattie cardiache e altri problemi di salute. In generale, la mancanza di attività e l'eccesso di peso possono portare allo sviluppo di questa sindrome, ma ci sono cinque fattori specifici che possono mettervi a rischio.

1. Ipertensione

2. Alti livelli di trigliceridi
3. Alti livelli di zucchero nel sangue
4. Bassi livelli di colesterolo HDL (il buon tipo)
5. Mantenere una grande linea di cintura. Questo sarebbe più di una circonferenza di 35 pollici per le donne, e più di 40 pollici per gli uomini.

Se pensate di essere ad alto rischio di sviluppare una sindrome metabolica sulla base dei cinque fattori sopra elencati, ci sono misure che potete prendere per controllarla, prevenirla o anche invertirla. Queste misure includono cambiamenti nella dieta e un aumento dell'esercizio fisico. Se non si tenta di effettuare questi cambiamenti, la sindrome metabolica potrebbe sviluppare ulteriori rischi per la salute legati all'ictus, alle malattie cardiache e al diabete. I seguenti sono consigli sani per il recupero dalla sindrome metabolica.

Sviluppare una Dieta a Base Vegetale

Una dieta a base vegetale può non solo aiutare a frenare la sindrome metabolica, ma è anche un bene per il vostro cuore. Una dieta a base vegetale mostrerebbe verdure, frutta, legumi e cereali integrali e limiterebbe carni e latticini.

Prendere Nota Dell'Assunzione di Liquidi

Cercate di evitare bevande piene di zucchero e succhi di frutta, poiché questi possono far salire i vostri livelli di trigliceridi e di zucchero nel sangue. L'opzione migliore quando si ha sete è bere solo acqua.

Mirare a una Sana Perdita di Peso

Fissare piccoli e specifici obiettivi per se stessi rende più facile la perdita di peso. Anche perdere un po' di peso può avere un impatto significativo sulla sindrome metabolica, con un impatto su numeri importanti come la glicemia, la pressione sanguigna e il colesterolo. Ricordarsi di impostare aspettative ragionevoli per voi stessi, in quanto questi sono più incoraggianti.

Evitare di Stare Seduti per Lunghi Periodi di Tempo

Le attività sedentarie che ti costringono a stare seduto, come guardare la televisione, sedersi al lavoro e usare il computer, sono state collegate a un aumento del rischio di sindrome metabolica, anche se ti alleni regolarmente.

Smettere Di Fumare

Il fumo aumenta notevolmente il rischio di malattie cardiache, anche se tecnicamente non è un fattore di rischio per la cosiddetta sindrome metabolica.

Evitare Cibi Che Aggravano La Sindrome Metabolica

Tutti i cibi falsi dovrebbero essere evitati quando si cerca di recuperare dalla sindrome metabolica, compresi gli alimenti trasformati, i dolcificanti artificiali, gli acidi grassi trans (che si trovano in alimenti fatti con oli e grassi idrogenati, come margarina, biscotti, torte, torte, cracker e creme per il caffè), carboidrati raffinati e zucchero e alcol in eccesso.

Capitolo 10: Abitudini Alimentari e Cibi da Evitare

Sulla strada verso un intestino sano e un sistema immunitario forte, ci sono una serie di alimenti che possono essere inclusi nella vostra dieta che vi avvantaggeranno e vi guideranno sulla strada giusta. Ci sono anche molti alimenti che possono avere effetti estremamente dannosi sul sistema immunitario e sulla salute intestinale. Questi sono stati toccati nei capitoli precedenti, ma ora saranno discussi in modo più dettagliato. Ora sapete che un intestino sano è il fondamento di un corpo sano. Sapete anche che quando il vostro microbiota intestinale è vario ed equilibrato, ogni altra parte del vostro corpo ne trarrà beneficio. Allo stesso modo, se la flora intestinale è fuori equilibrio, tutto, dall'umore al metabolismo, può essere influenzato. Quello che mangiate gioca un ruolo estremamente importante per la vostra salute intestinale. Di seguito sono elencati molti alimenti che hanno un alto potenziale di disturbare e danneggiare la flora intestinale.

Dolcificanti Artificiali

Spesso, quando le persone cercano di perdere peso, si rivolgono a dolcificanti artificiali, pensando che siano sani perché non hanno calorie. Tuttavia i dolcificanti artificiali possono causare cambiamenti nel microbiota intestinale, portare a tassi più elevati di disturbi metabolici e aumentare l'intolleranza al glucosio.

Alimenti Trasformati

Molti di noi sanno che gli alimenti trasformati non sono sani, ma ciò che può essere sorprendente per voi è l'effetto che possono avere sull'equilibrio del vostro sistema digestivo. Negli studi effettuati sui topi, è stato dimostrato che gli additivi utilizzati in alimenti fortemente trasformati hanno perturbato il loro microbiota intestinale così tanto che alcuni hanno effettivamente sviluppato malattie metaboliche.

Zucchero

Lo zucchero bianco raffinato non è l'unico zucchero che fa male alla salute. Lo zucchero in qualsiasi forma può essere dannoso. Le persone che hanno una dieta ad alto contenuto di zucchero possono soffrire di stitichezza e in generale di una cattiva funzione intestinale. Alcuni studi hanno dimostrato che una dieta ad alto contenuto di zuccheri provoca un cambiamento nei batteri intestinali, compromettendo la capacità di adattarsi a situazioni mutevoli. Questo cambiamento nei batteri intestinali può anche avere un effetto negativo sulla memoria. Le diete ricche di grassi e zuccheri alterano il sano equilibrio microbico. Gli zuccheri vengono digeriti facilmente da noi, e vengono assorbiti dal nostro intestino tenue senza l'aiuto del nostro microbiota intestinale. Questo lascia i nostri insetti intestinali affamati e non hanno niente da mangiare, così iniziano a rosicchiare il muco che riveste il nostro intestino. Questo rivestimento intestinale vuole essere una forte barriera tra l'intestino e il resto del corpo, perché quando è permeato e le particelle di cibo vengono lasciate entrare nel flusso sanguigno, cosa comincia ad accadere? Sì, avete ragione, il vostro intestino comincia a perdere.

Glutine

Mentre le persone che soffrono di celiachia sono particolarmente vulnerabili ai suoi effetti, il glutine è anche noto per causare dolori allo stomaco, affaticamento e gonfiore in coloro che non hanno la malattia.

Grano

Anche se non tutti i cereali contengono glutine, anche quelli senza glutine, come il riso integrale, devono essere evitati durante la guarigione dell'intestino. I cereali contengono acido fitico, un rivestimento protettivo che può essere difficile da digerire e da decomporre per l'organismo, con conseguente infiammazione. Più tardi, dopo che l'intestino è stato riparato, si può iniziare a reintrodurre lentamente i grani.

Soia

Spesso considerata come benefica e nutriente, la soia di oggi passa attraverso livelli di lavorazione molto elevati. Questa elaborazione ha cambiato il modo in cui influisce sul corpo. Elevati livelli di soia nella vostra dieta possono avere effetti negativi sui microbioti intestinali, poiché è stato dimostrato che riducono i livelli di batteri sani.

Carne Rossa

Mangiare carne rossa favorisce la crescita di alcuni ceppi batterici che possono avere un impatto negativo sulla salute, dall'immunità al peso e allo stato emotivo. Negli studi sul microbiota dei mangiatori di carne contro i vegetariani, è stato dimostrato che il microbiota dei mangiatori di carne produce più di una certa sostanza chimica associata a malattie cardiache che non quello dei vegetariani.

Latticini

Anche se non soffrite di intolleranza al lattosio, grandi quantità di latticini potrebbero non essere la scelta migliore per il vostro apparato digerente. Alcuni studi hanno dimostrato che il consumo di latticini cambia il microbiota nell'intestino in pochi giorni, permettendo ai batteri cattivi, quelli legati all'infiammazione e alle malattie intestinali, di prosperare.

Organismi Geneticamente Modificati (OGM)

Nel tentativo di far crescere colture naturalmente resistenti alle malattie e ai parassiti, gli scienziati hanno creato organismi geneticamente modificati (OGM). Gli OGM sono organismi viventi il cui materiale genetico è stato manipolato artificialmente attraverso l'ingegneria genetica in laboratorio. Questo crea combinazioni di geni di piante, batteri, animali e virus che non esistono in natura. La maggior parte degli OGM sono stati progettati per tollerare l'applicazione diretta di erbicidi. Mais, soia e grano sono i tre OGM più comuni coltivati negli Stati Uniti. Le caratteristiche che permettono agli OGM di resistere alle malattie possono provocare danni alla salute dell'intestino, riducendo le popolazioni di batteri benefici.

Pesci D'Allevamento

Di solito, pensiamo che il consumo di pesce sia sano, e lo è, ma c'è una grande distinzione tra il pesce d'allevamento e quello catturato in natura. Il pesce d'allevamento può essere dannoso per l'intestino a causa dell'uso di antibiotici nell'allevamento. Enormi quantità di antibiotici vengono aggiunti al cibo che mangiano i pesci d'allevamento, e questo può essere passato agli esseri umani mentre i pesci vengono mangiati. Qualsiasi antibiotico che entra nel corpo uccide i batteri intestinali, portando ad un giardino intestinale squilibrato e malsano.

È quasi impossibile evitare tutti questi ingredienti per tutto il tempo, ma l'adozione di misure coscienti per ridurre l'assunzione di questi ingredienti può andare molto lontano verso un intestino più sano.

Oltre ad evitare o eliminare completamente alcuni cibi mentre si cerca di guarire l'intestino, ci sono anche alcune abitudini alimentari che possono essere dannose per il restauro.

Spuntini Senza Cervello

Il consumo di snack eccessivi può essere pericoloso non solo per la salute dell'intestino, ma anche per altre parti del corpo. Dovreste essere in grado di durare dalle quattro alle sei ore tra i pasti senza spuntini, e di notte, dovreste essere in grado di durare 12 ore senza svegliarvi per mangiare.

Stress Mangiare

Molte persone si rivolgono al cibo come distrazione quando sono stressate, ma non è saggio mangiare quando il corpo è in queste condizioni. Quando ci si sente stressati, meno sangue affluisce allo stomaco, rallentando il ritmo della digestione. Di conseguenza, le probabilità che il cibo fermenti nello stomaco diventano più alte, portando a gonfiore di stomaco e gas.

Mangiare Troppe Verdure Crude (All'Inizio)

Se si hanno problemi intestinali, mangiare troppe verdure crude può causare una riduzione della produzione di enzimi, alterando il microbioma intestinale. Inoltre, digerire troppe verdure crude può essere una sfida, con conseguenti gonfiori e dolori addominali. Una soluzione sarebbe quella di mangiare verdure cotte, invece, e man mano che la digestione migliora, si può lentamente iniziare ad aggiungere sempre più verdure crude.

Capitolo 11: Approcci per Seguire il Vostro Successo sulla Strada del Recupero

In molti casi, la strada per un intestino sano può essere lunga, ma il solo sapere che si stanno facendo dei miglioramenti è a volte la motivazione necessaria per andare avanti. Avete già compiuto molti passi importanti verso la ripresa. Avete seguito le raccomandazioni dietetiche, come la pianificazione di pasti sani, l'eliminazione di molti cibi malsani e l'aggiunta di nuovi e benefici alimenti alla vostra routine quotidiana. Avete adottato misure per eliminare lo stress, come ad esempio dormire di più e fare esercizio fisico regolarmente. Avete fatto uno sforzo più consapevole per pensare a ciò che il cibo che state mangiando fa effettivamente al vostro corpo. Alla fine si arriva a un punto in cui ci si chiede: "Il mio intestino è riparato? Anche se tutti sono diversi e che è impossibile determinare esattamente quanto tempo ci vorrà per guarire il tuo intestino malsano, qui di seguito sono elencate le cose da cercare quando si cerca di rintracciare il successo sulla strada personale verso la guarigione. Se si verificano questi cambiamenti nel vostro corpo, è un buon segno che si sta vivendo un recupero di successo da un intestino malsano.

Le Sensibilità Alimentari Scompaiono

Se la vostra parete intestinale era debole (l'intestino perdeva) c'è un'alta probabilità che siate anche sensibili a molti alimenti. Un modo per seguire il vostro successo è notare che siete in grado di mangiare cibi che in precedenza vi hanno causato disagi digestivi, come mal di testa, stanchezza e problemi di umore. Sarete quindi in grado di aggiungere una maggiore varietà alla vostra dieta e di reintrodurre cibi sani. Una volta ripristinati i batteri buoni nel vostro intestino è fondamentale che continuiate a seguire un piano alimentare sano e a mantenere buone abitudini. Ora che avete raggiunto il vostro obiettivo di migliorare il vostro microbiota intestinale, il vostro prossimo obiettivo dovrebbe essere quello di mantenerne la salute e la vitalità. Dopo tutto quel duro lavoro, non si vuole sperimentare di nuovo gli stessi problemi.

Non Si Verificano Più Problemi Digestivi

Molte persone che soffrono di problemi di salute intestinale, come le perdite intestinali, soffrono di sintomi quali gonfiore di stomaco, reflusso gastrico, gas, bruciore di stomaco e costipazione. Quando questi oneri cominciano ad andare via e a stare lontani, è un indicatore positivo del fatto che i vostri sforzi di restauro hanno dato i loro frutti.

Ritornate al Vostro Sé Ideale

Un buon modo per seguire il successo nel vostro viaggio di guarigione intestinale è chiedersi se vi sentite o meno di nuovo "normali". Quando il microbiota del vostro intestino è sbilanciato, è molto probabile che stiate vivendo con sintomi che in qualche modo influenzano la qualità della vostra vita. Una buona indicazione del fatto che i batteri nel vostro intestino sono diventati equilibrati è che la vostra energia è tornata, sperimentate miglioramenti nel vostro umore, notate una migliore chiarezza mentale, avete raggiunto un peso sano, sperimentate meno stress e vi sentite di nuovo come voi stessi.
Come accennato in altri capitoli, lo stress gioca un ruolo importante nella salute dell'intestino. Durante i periodi di stress, il flusso di sangue al sistema digestivo diventa limitato, alterando i batteri nell'intestino, causando problemi come bassa energia e umore sgradevole. A causa della comunicazione tra l'intestino e

il cervello e la loro complessa relazione, quando i batteri intestinali sono sbilanciati, diventa difficile gestire situazioni stressanti. A causa di questa strada a doppio senso, ripristinare il vostro intestino malsano vi permette di sentire meno stress. Se vi accorgete di essere meno stressati di un tempo, ottimo lavoro, state guarendo il vostro intestino. Assicurarvi di fare esercizio fisico regolarmente e di dormire a sufficienza vi aiuterà anche a gestire lo stress.

E' importante sapere che la salute dell'intestino è su uno spettro. Da un lato si ha un intestino completamente sano, che vive senza sintomi. Dall'altro lato, si hanno molti sintomi, un intestino che perde e può anche essere in procinto di ricevere la diagnosi di una malattia autoimmune. Se siete a questa fine, riparare il vostro intestino si sposta indietro lungo lo spettro e si noterà miglioramenti lungo la strada. Durante il ripristino, tuttavia, è possibile che si verifichino incidenti o battute d'arresto che consentono di eseguire il backup dello spettro. Queste battute d'arresto potrebbero includere contrarre un'infezione durante il viaggio, la necessità di assumere antibiotici o un'esposizione accidentale al glutine. In uno di questi casi, dovrete tornare indietro nello spettro di nuovo.

I Problemi Della Pelle Vanno Via

Molte malattie della pelle, come la rosacea, l'acne, le eruzioni cutanee, la forfora e l'eczema, sono l'espressione esterna del corpo di un problema interno legato al microbiota intestinale e al sistema immunitario. Se i problemi della pelle si stanno attenuando, è un buon segno che l'intestino è in riparazione.

I Risultati Del Vostro Laboratorio Autoimmune Migliorano

Poiché il sistema immunitario è influenzato notevolmente dalla salute dell'intestino, il ripristino dell'intestino spesso porta a un miglioramento in vari indicatori di laboratorio autoimmuni. Molti pazienti noteranno che i loro risultati di laboratorio sono migliorati, spesso vedendo i loro anticorpi andare negativo. Questo è un buon segno che la flora intestinale sta diventando più diversificata.

Man mano che si rafforza il sistema immunitario attraverso una migliore salute intestinale, si possono notare anche altri cambiamenti nel corpo, come la diminuzione dei raffreddori e il tempo che rimangono in giro. Tutti prendiamo il raffreddore una volta ogni tanto, ma se i vostri raffreddori sembrano durare a lungo e sono seguiti da un raffreddore dopo l'altro, è probabile che il vostro sistema immunitario non funzioni come dovrebbe, e c'è qualcosa che non va anche nel vostro intestino. Migliorare la salute dell'intestino permette di costruire un forte sistema immunitario, impedendo agli insetti nocivi di entrare nel vostro corpo. Può aiutare a immaginare il vostro sistema immunitario come una fortezza. Quando la porta della fortezza è aperta, gli invasori possono facilmente entrare. Attraverso la guarigione dell'intestino e, a sua volta, il rafforzamento del sistema immunitario, si chiude la porta della fortezza, rendendo più difficile il passaggio di intrusi indesiderati.

È possibile utilizzare gli indicatori elencati in precedenza per monitorare il successo del vostro obiettivo di raggiungere un intestino sano. Tutto ciò implica ascoltare il vostro corpo e diventare più consapevoli di ciò che sta cercando di dirvi.

Diventare più consapevoli del vostro corpo è essenziale per la salute generale e il benessere.

Conclusione

Grazie per essere arrivati alla fine del *sistema immunitario: Aumentare il sistema immunitario, guarire il vostro intestino e purificare il vostro corpo in modo naturale.* Speriamo che sia stato informativo e che vi abbia fornito tutti gli strumenti necessari per raggiungere i vostri obiettivi. Molte persone oggi soffrono di problemi legati alla salute dell'intestino, che influisce sul funzionamento del sistema immunitario. Se avete letto questo libro, si può solo essere interessati a saperne di più su avere un microbiota intestinale sano e rimanere in buona salute. D'altra parte, si potrebbe puntare a guarire un intestino malato e cercare consigli su come iniziare il viaggio verso il restauro.

Il primo passo nel processo di recupero è semplicemente rendersi conto che è possibile potenziare il sistema immunitario e guarire l'intestino in modo naturale. È quindi importante capire come questi due sistemi, immunitario e digestivo, lavorano insieme e si influenzano a vicenda. Ci sono così tanti vantaggi di avere un sistema immunitario sano e intestino, e prima si inizia il processo di recupero personale, prima si raccoglieranno questi frutti. Le persone hanno problemi con il loro sistema immunitario per vari motivi, ma molti di questi problemi possono essere affrontati concentrandosi prima sul vostro intestino. Seguendo i suggerimenti molto fattibili in questo libro, sarete molto sulla buona strada per la salute ottimale dell'intestino in pochissimo tempo. Tuttavia, prima di intraprendere la strada della guarigione, fate un inventario personale del vostro sistema immunitario e della vostra salute intestinale e prendete nota di quali problemi potreste avere. Ascoltate il vostro corpo e cercate di capire cosa vi sta dicendo. Dopo aver fatto questo, sarà il momento di fissare obiettivi e iniziare il vostro viaggio verso la guarigione vostro intestino malsano—e il sistema immunitario vi ringrazierà. Ricordatevi di fissare obiettivi piccoli e raggiungibili, perché tendono ad essere più motivanti e incoraggianti.

Una volta fissati i vostri obiettivi, potete iniziare a prendere le misure necessarie delineate in questo libro e partire per il vostro viaggio verso la salute intestinale. Prendete in considerazione le diete salutari raccomandate nel capitolo sei. Aggiungete gli alimenti alla vostra lista della spesa, il che rafforzerà il vostro sistema immunitario e migliorerà l'equilibrio batterico nell'intestino. Prendetevi il tempo per pianificare pasti sani e ricordatevi di mangiare un'ampia varietà di alimenti al fine di diversificare il vostro microbiota intestinale. Anche se all'inizio può sembrare difficile, la pianificazione di pasti nutrienti e salutari per l'intestino diventerà più facile. Quando inizierete a guarire il vostro intestino e vi sentirete meglio, sarete incoraggiati a continuare le vostre nuove abitudini alimentari. Come ora sapete quali sono gli alimenti da evitare, sarete testimoni della vasta gamma di benefici che possono essere ricevuti dall'eliminazione dalla vostra dieta. Dopo tutto il vostro duro lavoro e la vostra dedizione al restauro delle budella, naturalmente vorrete sapere se ne è valsa la pena, e il capitolo finale di questo libro fornisce i modi per tracciare il successo del recupero delle budella.

www.ingramcontent.com/pod-product-compliance
Lightning Source LLC
Chambersburg PA
CBHW070500220526
45466CB00004B/1901